De la Cranioplastie

consécutive

aux larges trépanations

pour fractures de guerre

MAURICE CAZIN

Chirurgien en Chef de l'Hôpital-Annexe du Val-de-Grâce nᵒ 3
(Ecole Polytechnique)

De la Cranioplastie

consécutive

aux larges trépanations

pour fractures de guerre

A. MALOINE ET FILS, ÉDITEURS
27, RUE DE L'ÉCOLE-DE-MÉDECINE, 27
PARIS, 1916

LA CRANIOPLASTIE

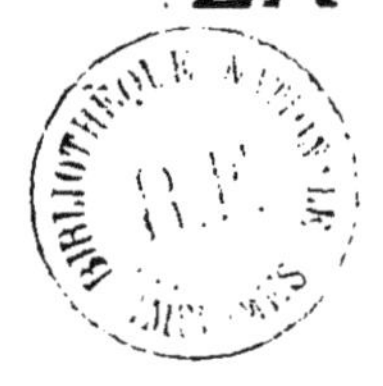

Les pertes de substance osseuse consécutives aux trépanations pour fractures de la voûte cranienne par blessures de guerre se réparent spontanément dans la plupart des cas, mais il en est pourtant qui ne se comblent qu'incomplètement par du tissu osseux et sont alors recouvertes en partie par une cicatrice cutanée, au-dessous de laquelle les battements du cerveau restent perceptibles.

On se trouve donc dans les mêmes conditions que si l'on avait dû réséquer une large portion d'os pour enlever par exemple un sarcome, et, si l'on ne veut pas exposer à des accidents graves les malades dont le cerveau n'est en somme protégé contre les traumatismes que par le cuir chevelu, au niveau de la perte de substance osseuse, il est indispensable de combler celle-ci soit par une interposition d'un corps étranger lamellaire entre la dure-mère et le revêtement cutané, soit par une ostéoplastie.

Les différents procédés de prothèse cranienne, qui consistent à placer sous le cuir chevelu, au niveau de la perte de substance osseuse, une plaque métallique ou une plaque de celluloïde, de caoutchouc, etc., sont aujourd'hui abandonnés par la plupart des chirurgiens, de même que tous les procédés de plombage des os longs, qui nous ont donné chez les animaux des résultats intéressants, dans les expériences que nous avons publiées, il y a une vingtaine d'années, avec le Professeur Duplay, mais qui, appliqués chez l'homme à l'obturation des cavités osseuses pathologiques, aboutissent toujours, après un temps plus ou moins long, à l'élimination des corps étrangers (1).

L'emploi des plaques de celluloïde pour la réparation des pertes de substance de la boîte cranienne a été, en particulier, définitivement condamné, de l'avis de tous les chirurgiens qui s'en étaient servi. L'élimination, en effet, se produit plus ou moins tardivement, alors que la plaie est complètement cicatrisée et que le succès opératoire paraît définitivement acquis.

En ce qui concerne les ostéoplasties réalisées soit avec des greffes *autoplastiques*, c'est-à-dire provenant du sujet lui-même, soit avec des greffes *hétéroplastiques*, c'est-à-dire empruntées aux animaux, il est généralement admis, depuis Ollier, que seules les premières ont chance de persister, bien que plusieurs chirurgiens, Mac Ewen et Ricard (2) notam-

(1) S. Duplay et M. Cazin. De la réparation immédiate des pertes de substance osseuse à l'aide de divers corps aseptiques. *Archives générales de Médecine*, novembre 1892.

(2) Ricard. *Gazette des Hôpitaux*, 3 février 1891, p. 121.

ment, aient obturé avec succès des pertes de substance de la voûte cranienne au moyen d'une omoplate de lapin ou d'un fragment d'os iliaque de chien.

C'est donc aux greffes autoplastiques, c'est-à-dire aux greffes empruntées au sujet, qu'il est préférable d'avoir recours, surtout si l'on prend la greffe osseuse sur une partie du crâne voisine de la perte de substance et si l'on arrive à pouvoir l'appliquer sur celle-ci sans l'avoir détachée des parties molles qui la recouvrent et contiennent les rameaux vasculaires et nerveux assurant sa vitalité.

C'est que, en effet, dans cette question, si importante à l'heure actuelle, de la réparation des pertes de substance osseuse consécutives aux larges trépanations nécessitées par les fractures du crâne, il ne faut pas méconnaître une des lois les plus anciennes de la chirurgie réparatrice, et que rien ne paraît devoir infirmer, à savoir que l'emploi des *autoplasties* ou procédés à lambeaux pédiculés restant en continuité directe avec la région sur laquelle on les prélève, doit toujours être préféré, *chaque fois que cela est possible,* à l'emploi des *greffes* proprement dites ou procédés dans lesquels le transplant, destiné à oblitérer la perte de substance, perd toute connexion avec ses attaches vasculo-nerveuses, tandis que dans les autoplasties le lambeau, qu'il soit cutané, ostéocutané, ostéo-périostique, ou musculaire, conserve l'innervation et la vascularisation réparties dans son pédicule, et d'autant plus abondantes qu'on donne à celui-ci plus de largeur.

Si, pour les réparations faciales, on doit bien souvent avoir recours, à défaut d'autoplasties, aux transplantations cartilagineuses, qui, entre les mains de Morestin et de ses imitateurs, ont donné des résultats véritablement merveilleux, il n'en est pas de même pour les réparations de la voûte du crâne, où l'emploi de lambeaux ostéoplastiques, prélevés au voisinage immédiat de la perte de substance, est facilement réalisable dans la plupart des cas, et où, soigneusement exécutés, les procédés de cranioplastie par glissement donnent des résultats parfaits, à la fois au point de vue esthétique et au point de vue de la *solidité de la réparation* par du *tissu osseux* dont la vitalité est réellement assurée, constituant un *véritable retour à l'état normal.* C'est là d'ailleurs le principe de cranioplastie préconisé par Ollier (1), qui conseille, pour recouvrir l'ouverture résultant d'une trépanation, de « découper des lambeaux ostéo-cutanés et de tailler avec une scie fine ces lambeaux... Par une section parallèle, on détache la plus grande épaisseur de la paroi cranienne qu'on laisse adhérer au péricrâne et à la peau. Il faut avoir soin seulement que la scie ne dépasse pas la table interne. On achève ensuite la trépanation et l'on réapplique le lambeau ostéo-cutané sur l'ouverture ».

C'est suivant ce principe que Ch. Nélaton avait combiné son procédé de rhinoplastie par glissement d'un lambeau frontal ostéo-cutané (2).

C'est également d'après le principe d'Ollier que

(1) Ollier, *Traité des résections,* 1891, t. III, p. 760.
(2) Ch. Nélaton. *Bull. de la Soc. de chir.,* 19 juin 1900, p. 664.

Kœnig (1) a employé, pour la réparation des pertes de substance de la voûte du crâne, un procédé *d'autoplastie par glissement*, dans lequel on taille l'un à côté de l'autre *deux lambeaux à pédicules opposés*, de façon à ce qu'on puisse les croiser en les remplaçant l'un par l'autre ; l'un des deux lambeaux est constitué par les parties molles recouvrant la perte de substance osseuse, l'autre est un lambeau ostéo-cutané doublé d'une lame osseuse taillée exactement comme dans le procédé d'Ollier ; dans le croisement des lambeaux, chacun d'eux prend la place de l'autre, et de cette façon la brèche cranienne se trouve obturée par la lame osseuse du lambeau ostéo cutané.

J'ai publié une série d'observations dans lesquelles j'avais obtenu les meilleurs résultats en appliquant le principe d'Ollier à la réparation de grandes pertes de substance osseuse consécutives aux trépanations pour fractures de la voûte cranienne par blessures de guerre (2) ; j'ai présenté plusieurs de mes opérés soit à la Société des Chirurgiens de Paris, soit à la Société de Médecine de Paris(3), et mes collègues ont pu se rendre compte qu'il n'y avait pas, à la palpation, la moindre différence de consistance entre les parties comblées par un lambeau ostéo-cutané prélevé au voisinage de la

(1) Kœnig. *Centralblatt für Chirurgie*, Leipzig, 1890, n° 27, p. 497.

(2) Maurice Cazin, Procédé ostéoplastique pour la réparation des pertes de substance de la voûte du crâne. *Soc. des Chir. de Paris*, 19 mars 1915. *Paris Chirurgical*, t. VII, 1915, p. 155 ; *Notes de Chirurgie de guerre*, 1916, Maloine, p. 8-20.

(3) *Bulletins et mémoires de la Société de Médecine de Paris*, 27 août 1915, p. 265, et 16 juin 1916.

perte de substance et les parties voisines restées intactes.

Suivant que la brèche osseuse est recouverte d'un revêtement cicatriciel mince et fragile, ou au contraire d'un cuir chevelu solide et résistant, on taillera, après excision de la cicatrice cutanée, un lambeau *ostéo-cutané* à large pédicule, qui viendra par glissement recouvrir la perte de substance, ou bien, après avoir rabattu un large volet cutané et mis à nu la brèche cranienne, on taillera sur ses bords un lambeau *ostéo-périostique* renforcé par l'aponévrose épicranienne, et aussi largement pédiculé que possible aux dépens de celle-ci et du périoste, de façon à assurer la vitalité du lambeau à la face profonde duquel reste adhérente la lame osseuse taillée de la même façon que pour les lambeaux ostéo-cutanés.

Les figures schématiques, si habilement dessinées par M. Fernand Kœchlin, mon très dévoué assistant à l'Ambulance Messimy, montrent bien les différents temps de ces deux modes de cranioplastie.

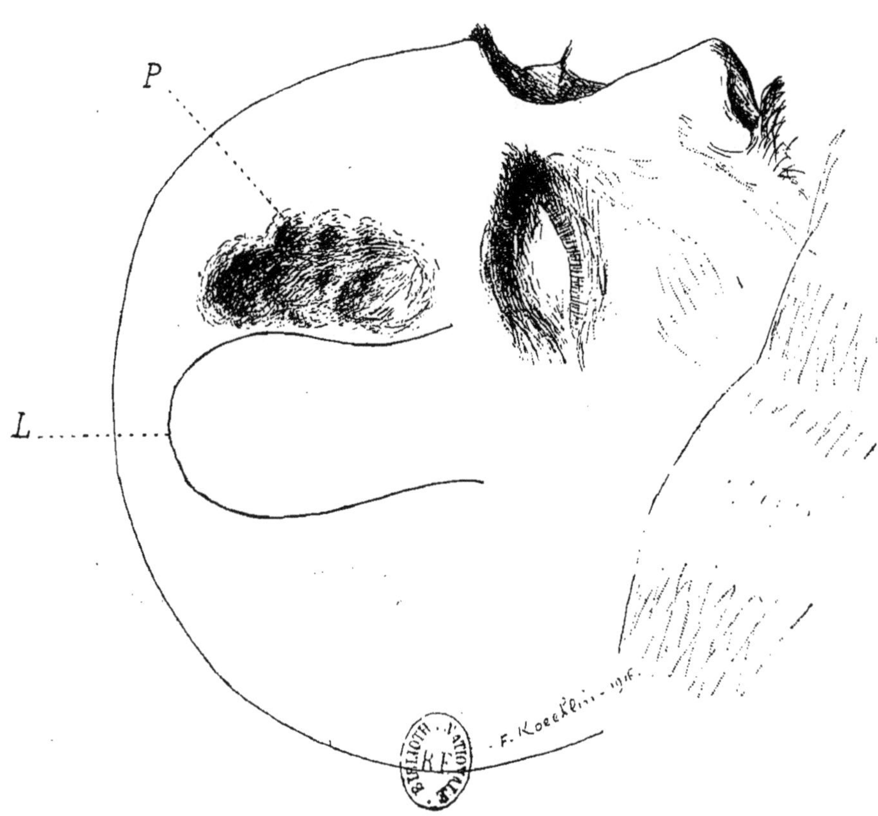

FIGURE 1.

Cranioplastie par glissement d'un lambeau ostéo-cutané.
P cicatrice cutanée recouvrant la perte de substance osseuse ;
L tracé du lambeau.

TECHNIQUE DE LA CRANIOPLASTIE PAR GLISSEMENT

AU MOYEN D'UN LAMBEAU OSTÉO-CUTANÉ

Après ablation de la cicatrice cutanée inutilisable, parce que trop mince et fragile, très adhérente le plus souvent d'ailleurs au fond de la dépression cranienne, on taille soit en avant, soit en arrière de la perte de substance, suivant le siège occupé par celle-ci, *en tissu sain*, c'est-à-dire dans une région épargnée par le traumatisme, un lambeau à large pédicule inférieur et dont les dimensions sont calculées de façon à ce que, étant rétracté, il puisse sans traction recouvrir la plaie cutanée (fig. **1**).

On circonscrit le lambeau en incisant la peau seulement, et, après rétraction de celle-ci, on incise le périoste à la limite de la peau périphérique rétrac-tée, puis on décolle les bords du lambeau, périoste y compris, sur une étendue d'un demi-centimètre environ, de manière à laisser adhérente à la face profonde du lambeau une surface osseuse de dimensions sensiblement égales et même un peu supérieures à celles de la brèche cranienne.

Lorsque celle-ci est très grande, il est même prudent de ne pas se contenter d'une mensuration approximative au compas et de jalonner avec une petite fraise le contour du lambeau osseux que l'on veut prélever sur la table externe, en pénétrant avec la fraise jusqu'au diploé et en espaçant les orifices ainsi amorcés d'une distance égale à la largeur du ciseau que l'on doit employer.

Rien n'est plus facile alors que de tailler le lambeau osseux en rejoignant deux à deux ces orifices par la lame du ciseau qui, à petits coups de maillet, entame la table externe obliquement, faisant à peine un angle de 45 degrés avec la surface du crâne, puis pénètre jusqu'au diploé plus obliquement encore, jusqu'à devenir progressivement presque parallèle au plan osseux. Il faut, dans ce temps, soulever avec précaution les bords du périoste compris dans le lambeau, pour ne pas détacher la lame osseuse de son périoste, qui n'y adhère que faiblement.

Si l'on se sert d'une lame mince de 2 centimètres de largeur, on circonscrit en quelques minutes le lambeau osseux, en lui donnant la forme d'un fer à cheval, plus ou moins allongé suivant les proportions de la brèche cranienne, et dont la concavité regarde le pédicule. La lame osseuse étant suffisamment dégagée sur tout le pourtour du fer à cheval, on achève de la détacher du tissu osseux sous-jacent en insinuant au-dessous d'elle une lame de ciseau très mince et dont la largeur est en rapport avec l'étendue du lambeau osseux, et lorsqu'on relève la lame après l'avoir engagée aussi loin que possible vers la base du lambeau, on achève de la libérer en fracturant le côté jusque-là intact (fig. 2). Il peut arriver que dans cette manœuvre la lame osseuse se brise

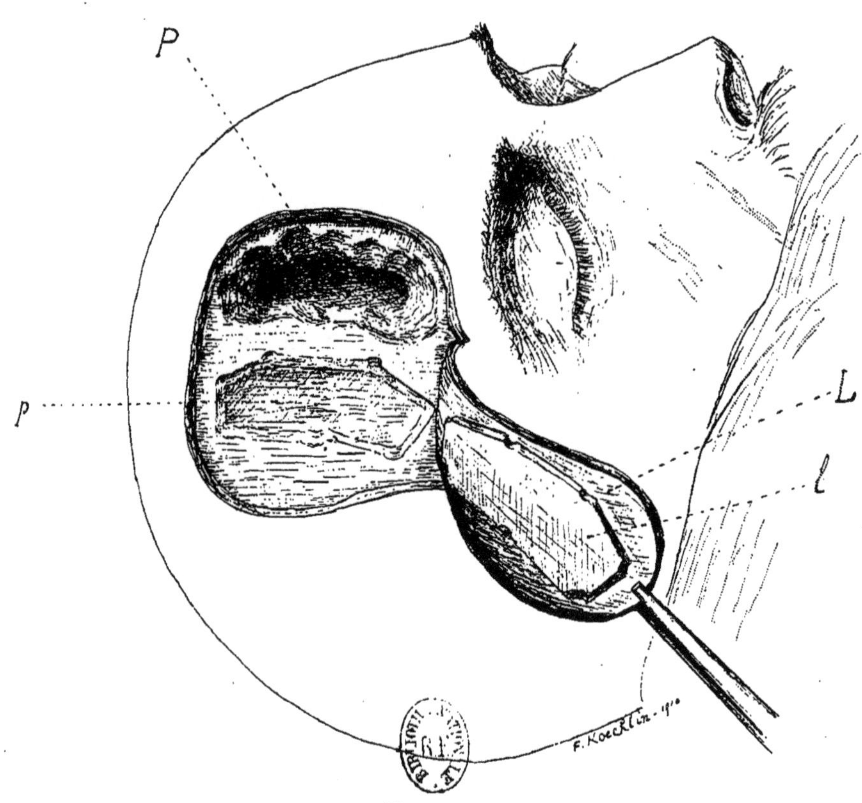

FIGURE 2.

Cranioplastie par glissement.
P perte de substance osseuse ;
L lambeau ostéo-cutané ;
l lamelle osseuse prélevée aux dépens de la table externe ;
p surface diploïque mise à nu par le prélèvement de cette lamelle osseuse.

non pas au niveau de la base prévue, mais en un point encore assez éloigné de cette base. Dans ce cas il suffit d'introduire à nouveau une lame mince et large au delà du trait de fracture et de prolonger le dédoublement jusqu'au point voulu ; on achève de détacher au maillet ce deuxième copeau osseux qui complète l'opercule nécessaire à l'obturation de la brèche cranienne.

Il ne reste plus qu'à faire pivoter le lambeau comprenant la peau, le tissu cellulaire et le périoste doublé de la lame osseuse, de façon à ce que celle-ci vienne obturer la perte de substance, et à suturer les bords du lambeau cutané au pourtour de la plaie des parties molles.

On recouvre le diploé mis à nu par le prélèvement du lambeau osseux, au moyen d'un glissement des parties voisines du cuir chevelu, après le décollement nécessaire, et en pratiquant, s'il le faut, une ou plusieurs incisions libératrices. On suture à son tour le cuir chevelu ainsi mobilisé aux bords de la surface cruentée résultant de la dissection du lambeau (fig. 3).

Dans le cas où cette surface est trop considérable en raison des dimensions du lambeau ostéo-cutané nécessaire pour combler la perte de substance cranienne, si l'on n'arrive pas à recouvrir complètement avec le cuir chevelu périphérique, on laisse sans inconvénient bourgeonner ce qui n'a pu être recouvert et la cicatrisation secondaire comble rapidement cette lacune.

Nous avons exécuté ce procédé de cranioplastie avec un résultat toujours excellent chez une série de

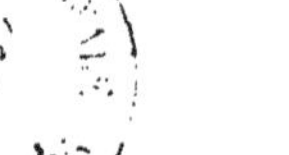

malades qui présentaient des pertes de substance de
la paroi cranienne de dimensions variables. Pour les
petites pertes de substance, qui ne dépassent pas 3
ou 4 centimètres dans leur plus grand diamètre, rien
n'est plus facile que de tailler une lame osseuse,
comprenant la table externe doublée d'une certaine
épaisseur de diploé, et qui vient fermer exactement
l'ouverture du crâne. Pour les pertes de substance
plus étendues, on arrivera au même résultat en taillant
de chaque côté de la perte de substance un lambeau
semblable, de façon à recouvrir l'orifice cranien au
moyen de deux lames osseuses aussi grandes que possible, qui, si elles ne sont pas exactement juxtaposées,
n'en suffisent pas moins à réaliser le but cherché, grâce
à leur vitalité certaine, car elles proliféreront cer-
tainement par leurs bords, et aussi grâce à la conser-
vation du lambeau périostique exubérant taillé après
rétraction du cuir chevelu.

Chez tous les malades que nous avons opérés ainsi
et dont nous rapportons les observations plus loin,
le but a été parfaitement atteint, et il est impossible
de sentir, à la palpation, la moindre différence de
consistance entre les lambeaux ostéo-cutanés recouvrant les pertes de subtance craniennes et les parties
voisines. Il n'y a plus trace de battements et les ra-
diographies faites plusieurs mois après la cranioplastie indiquent que la réparation des pertes de
substance osseuse est absolument complète.

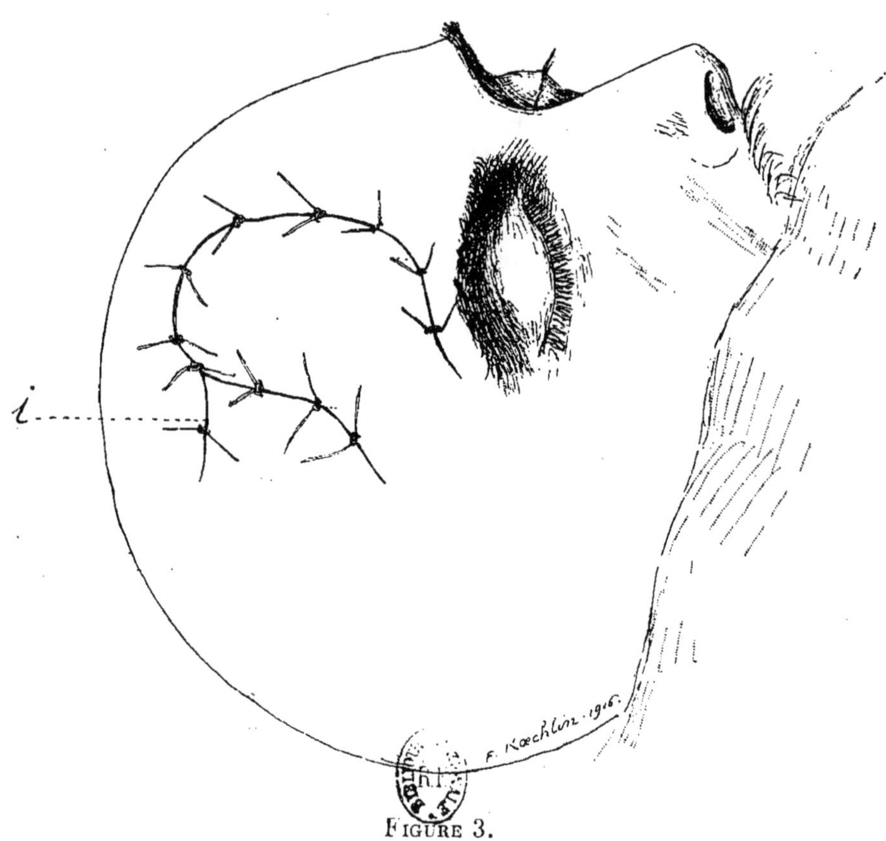

FIGURE 3.

Cranioplastie par glissement au moyen d'un lambeau ostéo-cutané.
Opération terminée ; *i* incision libératrice souvent nécessaire pour faciliter
le glissement du cuir chevelu.

Dans une communication à la Société des Chirurgiens de Paris, M. Mayet (1) a formulé, à propos du procédé que je viens de décrire, quelques critiques qui ne me paraissent guère justifiées.

C'est ainsi qu'il croit que, pour combler l'espace laissé béant par le glissement d'un lambeau ostéocutané, une opération complémentaire est nécessaire, ayant pour but d'amener au contact, par la taille et la libération de lambeaux cutanés, les régions voisines du cuir chevelu, et d'après lui, pour cette raison, il serait très difficile de combler ainsi des pertes de substance craniennes de 6 ou 7 centimètres carrés. Je n'ai jamais rencontré cette difficulté et, dans un seul cas où il restait une petite surface du crâne non revêtue de cuir chevelu, j'ai prélevé sur un des lambeaux, suffisamment étoffé, une greffe de deux centimètres carrés environ, qui a pris parfaitement, de sorte que j'ai eu, comme dans les autres cas, une réunion par première intention.

Je comprends d'autant moins cette objection, que M. Mayet, avant de faire sa greffe osseuse destinée à oblitérer la perte de substance cranienne, reconnaît la possibilité de cette mobilisation des téguments du crâne pour substituer à la cicatrice cutanée un cuir chevelu solide, mais au lieu de réaliser en un seul temps, comme dans le procédé d'Ollier, la réparation osseuse et cutanée, il préfère imposer au patient deux opérations distinctes, une première pour remplacer la cicatrice cutanée par du cuir chevelu

_____

(1) Mayet. Oblitération des pertes de substance craniennes par rabattement d'un volet osseux emprunté à la table externe de la région cranienne voisine. *Soc. des Chir. de Paris*, 4 février 1916.

sain, et une deuxième pour oblitérer la perte de
substance osseuse. C'est compliquer les choses au
lieu de les simplifier.

Une seconde critique du procédé que j'ai employé
avec des résultats parfaits « réside, d'après M. Mayet,
dans le défaut de coaptation exacte entre les bords
de la brèche cranienne due au traumatisme et ceux
du greffon osseux tenant à la peau ». Après avoir
pris au compas, si l'on veut, les dimensions de la
perte de substance osseuse, rien n'est plus facile, en
taillant soigneusement son lambeau osseux, que d'ob-
tenir une coaptation aussi exacte que possible avec
les bords de la brèche cranienne, qui sont d'ailleurs
le plus souvent plus ou moins en biseau et sont ainsi
particulièrement bien disposés pour recevoir le couvercle osseux qui leur est destiné. M. Mayet pense
qu'entre le greffon osseux et les bords de la perte de
substance « il se fait sans doute seulement une adhé-
rence fibreuse », « et il n'est pas sûr, ajoute-t-il, qu'à
la longue le greffon osseux ne puisse se mobiliser ».
C'est là une erreur absolue, qui ne repose d'ailleurs
sur aucun fait observé par M. Mayet. Le lambeau
cutané porteur du transplant osseux comprend, en
effet, toute l'étendue du périoste limitée par la rétraction des bords de la plaie cutanée, et si l'on a eu
soin de conserver à ce périoste, en le détachant à
la rugine, sa couche profonde, génératrice du tissu
osseux, il se produit ultérieurement, tout autour du
transplant osseux, une couche de tissu osseux qui
réunit ce dernier au pourtour de la brèche osseuse ;
c'est ce qui explique comment, chez tous les malades
que j'ai opérés, en oblitérant parfois des pertes de

substance de 7 et 8 centimètres de longueur, sur 4 et 5 centimètres de largeur, *il est impossible de sentir, à la palpation, la moindre différence de consistance entre les lambeaux ostéo-cutanés recouvrant les pertes de substance craniennes et les parties voisines* (1).

Une dernière critique de M. Mayet vise le « danger de prolifération osseuse ou d'exostose » du côté de la dure-mère, aux dépens du diploé dont la surface cruentée se trouve en contact avec celle-ci. Mais je ne pense pas que, *en dehors des cas où le diploé infecté peut être le siège d'une ostéite proliférante*, le diploé puisse donner lieu à une production osseuse, ce qui serait contraire à ce que nous savons sur l'accroissement et le renouvellement des couches osseuses composant la table externe du crâne, et dont le développement ne peut cesser de se faire à la périphérie du crâne, de même que pour la table interne il se fait à sa face profonde, ce qui, à la suite de lésions ayant intéressé celle-ci, entraîne facilement la production de saillies osseuses à la face interne du crâne. Or pour les interventions réparatrices destinées à oblitérer les pertes de substance craniennes, on doit attendre plusieurs semaines et même plusieurs mois après la cicatrisation cutanée, de façon à agir en terrain non infecté et à laisser, d'autre part, la réparation osseuse spontanée donner le maximum qu'elle est susceptible de produire. D'ailleurs le lam-

---

(1) Maurice Cazin. Procédé ostéoplastique pour la réparation des pertes de substance de la voûte du crâne. *Paris Chirurgical*, t. VII, 1915, p. 155-167.

beau osseux est pris en dehors de la région cicatri-
cielle ; il n'y a donc aucune raison pour qu'il s'y
développe ultérieurement de l'ostéite déterminant la
production de saillies osseuses du côté du cerveau. Le
procédé d'Ollier, servant à la réparation immédiate
des brèches consécutives à la trépanation, a fait, il me
semble, suffisamment ses preuves, pendant de lon-
gues années, pour mériter d'être conservé jusqu'à ce
que la valeur des nouveaux procédés ait subi elle-
même l'épreuve du temps et le contrôle des résultats éloignés.

TECHNIQUE DE LA CRANIOPLASTIE PAR GLISSEMENT
AU MOYEN D'UN LAMBEAU OSTÉO-PÉRIOSTIQUE

Dans le cas où la brèche cranienne est couverte d'un revêtement cutané suffisamment épais et par conséquent utilisable, on peut combler la perte de substance non plus avec un lambeau ostéo-cutané, mais avec un lambeau ostéo-périostique, renforcé par l'aponévrose épicranienne, lorsqu'elle est conservée.

Le premier temps consistera donc à rabattre un vaste lambeau cutané à base inférieure qui aura souvent les mêmes contours que celui de la trépanation antérieure, de façon à mettre largement à nu, non seulement la brèche osseuse à combler, mais les parties voisines de la voûte cranienne, sur lesquelles on doit prélever un ou plusieurs volets ostéo-périostiques de dimensions suffisantes pour recouvrir la perte de substance et même en dépasser légèrement les limites.

Dans un deuxième temps, après avoir mesuré soigneusement au compas les dimensions de la brèche osseuse, si celle-ci offre une certaine étendue, on taille, à peu près parallèlement à son grand axe, les

contours du lambeau périostéo-aponévrotique, à base
inférieure, exactement comme dans l'opération pré-
cédemment décrite (fig. 4). On circonscrit le lambeau ostéo-périostique, puis, après avoir décollé les
bords du périoste sur une étendue de quelques millimètres, si la perte de substance est très grande,
on jalonne avec une fraise le contour de la lame
osseuse qu'il faut prélever sur la table externe.

Le troisième temps consistera dans la taille du
lambeau osseux aux dépens de la table externe,
comme dans l'opération précédente, en fer à cheval
à concavité regardant le pédicule, de forme plus ou
moins allongée suivant les proportions de la brèche
cranienne, et de dimensions égales ou un peu supérieures à celles que le compas a indiquées pour la
perte de substance à combler (fig. 5).

Le lambeau osseux fracturé à sa base au moyen
d'une lame mince insinuée au-dessous de lui, on
achève de mobiliser le pédicule large que l'on a mé-
nagé aux dépens du périoste et de l'aponévrose épicranienne, en libérant ce pédicule sur les côtés et
en le décollant de la surface osseuse sous-jacente
autant qu'il le faut pour amener sans tiraillements
le lambeau au-dessus de la perte de substance (fig. 6).
Ce temps est délicat, car le pédicule est fragile, et,
si l'on ne prenait pas de grandes précautions, on le
déchirerait facilement, ce qui compromettrait la vitalité du lambeau.

Dans un cinquième temps, on fixe celui-ci, avec
quatre ou cinq points de tendon de renne fin, au tissu
fibreux épicranien périphérique, de façon à ce que
la lame osseuse comble exactement la brèche cra-

nienne (fig. 7). On aura eu soin, au préalable, d'aviver à la curette les bords de cette brèche.

L'opération réparatrice est terminée et il n'y a plus qu'à relever le lambeau cutané et à le suturer.

Dans le cas de très vaste perte de substance, recouverte d'une bonne cicatrice cutanée, on aura recours, avec la même technique, à deux ou même trois lambeaux ostéo-périostiques, pour combler la brèche.

L'oblitération des brèches craniennes *au moyen de lambeaux ostéo-périostiques*, suturés au tissu fibreux périphérique, est obtenue d'une façon en quelque sorte hermétique, sans qu'il y ait à craindre aucun déplacement du couvercle osseux, tandis que, dans le procédé à lambeaux ostéo-cutanés, la coaptation de la lame osseuse aux bords de la perte de substance est moins facile à vérifier.

INDICATIONS

ll y a tout intérêt à ne pas se presser de procéder
à la cranioplastie, d'abord parce qu'il est indispensable d'attendre la fin de la cicatrisation cutanée, afin
d'opérer sur des tissus aseptiques et de ne pas être
obligé de drainer, ce que j'ai toujours pu éviter, et
aussi parce qu'il faut laisser à la réparation spontanée le temps d'atteindre le maximum de ce qu'elle
peut donner. Lorsqu'on a attendu trois ou quatre
mois, on constate une diminution progressive de la
brèche à combler, au niveau de laquelle les téguments sont soulevés par les battements du cerveau.

RÉSULTATS ÉLOIGNÉS

Mes premières cranioplasties datent de plus d'une
année, et chez tous mes opérés, au moyen de lambeaux soit ostéo-cutanés, soit ostéo-périostiques, j'ai
pu constater le parfait état définitif de la réparation
de la paroi osseuse, qui se confond entièrement avec
les parties périphériques, au point qu'il est impossible de discerner à la palpation la partie du crâne

où se trouvait la brèche comblée. Ce n'est que par la radiographie que l'on distingue encore, quelques semaines après l'opération, une zone un peu plus claire que les parties voisines, et bientôt cette différence ne tarde pas elle-même à disparaître.

Les photographies reproduites plus loin et celles qui accompagnaient mon premier travail sur ce sujet (1) suffisent à montrer combien les résultats sont satisfaisants au point de vue esthétique.

J'ajoute que tous mes opérés ont été conservés soit dans le service armé soit dans le service auxiliaire, sauf deux, qui ont été réformés pour d'autres lésions. Chez aucun d'eux, en effet, l'état du crâne n'aurait justifié la réforme.

(1) Maurice Cazin, *Paris Chirurgical*, t. VII, 1915, p. 155.

Obs. I. — M..., âgé de 27 ans, blessé le 9 octobre 1914, trépané le 15 octobre, entre en convalescence à l'Hôpital auxiliaire 79, dirigé par le regretté Dr Whitman, et est évacué le 10 janvier 1915 à l'Hôpital Messimy, dans le service du Dr Cazin.

Il existe à la partie supérieure de la région frontale droite, au voisinage de la suture fronto-pariétale, une dépression dont les dimensions sont sensiblement égales à celles d'une pièce de deux francs et dont le revêtement cutané, très mince, est soulevé par des battements. La palpation montre qu'au niveau de cette dépression la paroi osseuse fait défaut, et la radiographie (fig. 8) indique, en effet, l'existence d'une tache claire ovalaire à grand axe oblique de bas en haut et d'avant en arrière.

Cranioplastie pratiquée par le Dr Cazin, le 30 janvier 1915, avec l'assistance du Dr Whitman et de M. Bégenne-Lamotte, interne du service. Excision de la cicatrice cutanée, et mise à nu de l'ouverture cranienne. Taille d'un lambeau à pédicule inférieur au voisinage immédiat de la plaie cutanée, dissection des bords du lambeau et taille au ciseau et au maillet d'une lame osseuse doublant le centre de la moitié supérieure du lambeau cutané et ayant approximativement les dimensions de la perte de substance osseuse. On fait pivoter le lambeau dont la moitié supérieure vient, sans aucune traction, recouvrir la plaie cutanée, l'opercule osseux venant obturer très exactement l'ouverture du crâne.

Le lambeau étant bien fixé dans cette position par un nombre suffisant de points de suture, on recouvre la surface cruentée par un glissement du cuir chevelu voisin, que l'on réunit par quelques points au bord correspondant du lambeau.

Les fils sont enfin enlevés au dixième jour, la cicatrisation est parfaite, et l'on ne perçoit plus de battements.

Une nouvelle radiographie (fig. 9), prise le 7 février par M. Dupoux, montre que la tache claire de la radiographie du 11 janvier a disparu ; tout au plus distingue-t-on à son niveau une opacité un peu moindre, par comparaison avec les parties voisines.

Le malade quitte l'Hôpital Messimy le 8 février 1915, avec une cicatrice parfaitement solide, sans battements ni dépression centrale.

Il a été présenté à la Société des Chirurgiens de Paris le 19 mars 1915. D'après les nouvelles récentes que l'on a eues de lui, sa guérison se maintient parfaite, la cranioplastie datant de plus d'un an et demi.

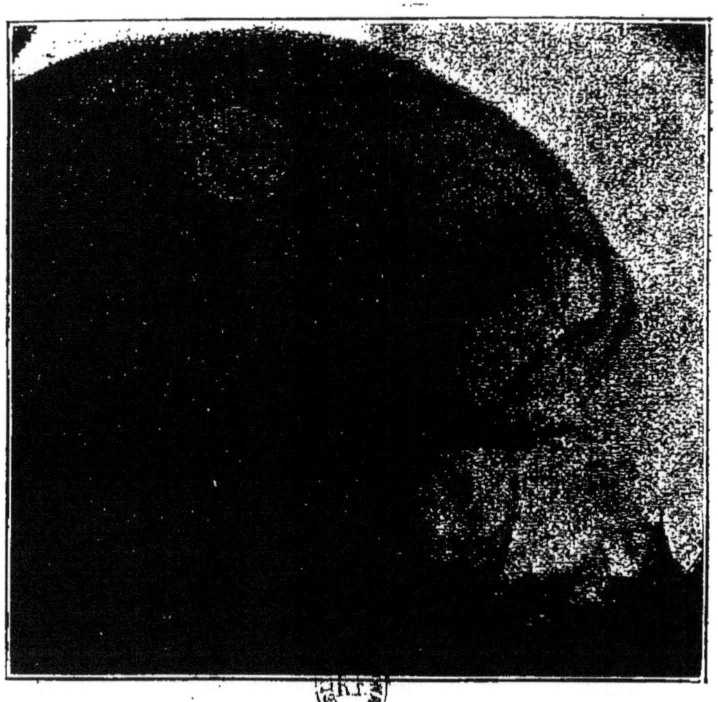

FIGURE 8.

M... Perte de substance osseuse de la région
fronto-pariétale, ayant à peu près les dimensions
d'une pièce de deux francs.
Radiographie prise avant la cranioplastie. (Obs. I).

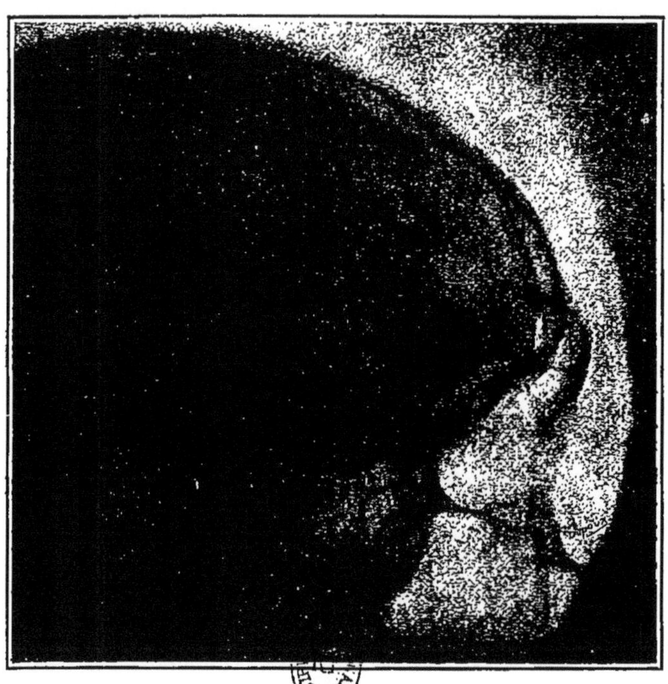

FIGURE 9.

M... Cranioplastie par glissement d'un lambeau ostéo-cutané.
Radiographie prise après la cranioplastie. (Obs. I).

Obs. II. — Le F... Guillaume, âgé de 33 ans, soldat au
...ᵉ d'Infanterie, entré à l'Hôpital auxiliaire 66, des Petites
Sœurs de l'Assomption, le 4 mars 1915, venant de Compiègne, où il a passé une quinzaine de jours à l'Hôpital
de la Compassion, dont le distingué chirurgien, M. le
Dʳ Mencière, a bien voulu nous donner à son sujet les
renseignements suivants :

« Le F...a été blessé le 10 février, et opéré le 21, dans
une ambulance du front, d'où il a été évacué le 16 sur
Compiègne.

« La fiche de l'ambulance portait : crises d'épilepsie
jacksonnienne limitées au côté gauche, séparées les unes
des autres par des périodes de calme. Il est probable
qu'on s'est trouvé en face d'une hémorragie de l'artère
méningée moyenne, et du reste l'intervention y fait également songer.

« Le blessé nous est arrivé obnubilé, répondant à peine
aux questions qu'on lui posait. Il n'a eu ni troubles vé-
sicaux, ni troubles rectaux.

« Par contre il a eu un peu d'agitation les deux premières nuits de son séjour à Compiègne. Il est descendu
de son lit malgré les efforts de la garde, et il est allé
uriner aux quatre coins de la salle.

« Cet état mental s'est vite amélioré. Le malade a com-
mencé à manger le 18 février, et a repris peu à peu ses
sens, imparfaitement, bien entendu. »

A l'arrivée du blessé à l'Hôpital auxiliaire 66, la cicatrisation de la plaie est complète, et l'on constate à son
niveau, dans la région temporo-pariétale droite, une cicatrice déprimée dont le revêtement cutané est soulevé

par des battements, sur une surface ovalaire qui correspond au fond de la dépression et qui mesure environ
4 centimètres de longueur sur 3 centimètres de largeur.

Cranioplastie par glissement, à l'aide d'un lambeau
ostéo-cutané, pratiquée le 22 juin 1915, avec l'assistance
de mon collègue et ami le Dr Magdelaine, Médecin-Chef
de l'hôpital, et de mon collaborateur M. Bégenne-Lamotte.

Après ablation des téguments inutilisables, on taille en
arrière de la perte de substance un lambeau cutané à pédicule inférieur, doublé d'une lame osseuse, et on suture
de la même façon que chez le malade de l'observation
précédente, la lame osseuse étant toutefois sensiblement
plus grande, de façon à obturer la perte de substance
cranienne.

De même la surface cruentée découverte par le déplacement du lambeau est recouverte par un décollement
suffisamment étendu et un glissement du cuir chevelu
périphérique.

Le lambeau cutané suturé aux bords de la plaie mesure environ 10 centimètres de hauteur sur 7 centimètres de largeur.

Résultat définitif excellent. Amélioration progressive
de l'état psychique.

Présenté à la Société de Médecine de Paris le 27 août
1915, Le F... est sorti de l'hôpital 66 en parfait état de
guérison, le 25 septembre 1915 ; il a été classé dans le
service auxiliaire le 3 novembre 1915.

Obs. III. — B... Emile, âgé de 32 ans, soldat au .. •d'Infanterie, blessé près d'Arras, en mars 1915, très largement trépané dans une ambulance du front pour une
plaie de la région frontale inférieure droite par balle
tangentielle, tirée à courte distance. Entré à l'Hôpital
auxiliaire 66 le 16 avril 1915, avec une plaie très infec-
tée, qu'on traite par le nitrate d'argent à 1 p. 200.000,
suivant la méthode de Danysz.

La cicatrisation terminée, il reste une cicatrice déprimée (fig. 10), occupant la portion centrale de la région
frontale inférieure droite, et dans presque toute l'étendue de cette dépression le cerveau bat très nettement
au-dessous des téguments.

Une radiographie prise de profil montre une perte de
substance très étendue de la paroi cranienne.

Cranioplastie par glissement, à l'aide d'un lambeau
ostéo-cutané, pratiquée, le 9 juillet, par le Dr Cazin, avec
l'assistance de M. le Dr Magdelaine, Médecin-Chef de
l'hôpital et de M. Bégenne-Lamotte, interne à l'Hôpital
Messimy.

L'ablation de la peau, très mince et inutilisable, qui
recouvre la vaste perte de substance cranienne, permet
de constater que l'ouverture du crâne présente une longueur d'environ 6 centimètres et une largeur un peu inférieure à 4 centimètres. Un lambeau cutané, dont le pédicule correspond à la région sus-auriculaire, est circonscrit
en arrière de la brèche, avec des dimensions dépassant
d'un tiers celles de la surface à recouvrir, puis une lame
osseuse assez épaisse, adhérente à la partie centrale de
la moitié supérieure de ce lambeau, est détachée de la
paroi cranienne au ciseau et au maillet ; cette lamelle

osseuse mesure environ 3 centimètres de longueur sur
2 centimètres 1/2 de largeur. Le lambeau rabattu sur la
plaie antérieure est suturé aux bords de la plaie de façon à ce que la lame osseuse vienne s'appliquer exactement au-dessus de l'orifice cranien ; la partie cutanée
du lambeau mesure 10 centimètres de longueur sur 5 centimètres 1/2 de largeur à sa partie moyenne, et 4 centimètres 1/2 de largeur à sa base. Pour recouvrir la vaste
surface cruentée résultant du déplacement de ce lambeau, il est nécessaire, après décollement très étendu du
cuir chevelu en haut et en arrière, de pratiquer deux
incisions libératrices, grâce auxquelles il est possible
de mobiliser suffisamment les téguments voisins pour
recouvrir la plaie et les suturer au bord postérieur du
lambeau antérieur.

La cicatrisation est rapidement obtenue et le résultat
esthétique très satisfaisant (fig. 11), la région recouverte
par le lambeau ne présentant plus la moindre dépression, et la solidité de la paroi cranienne, six semaines
après l'opération, ne paraissant offrir, à la palpation,
aucune différence avec les parties voisines.

Une radiographie prise à ce moment, un mois et demi
après l'intervention, montre bien que le tissu osseux a
proliféré tout autour de la lame osseuse du lambeau
ostéo-cutané, sans doute en partie grâce à l'exubérance
du périoste doublant la face profonde du lambeau.

B... a été présenté à la Société de Médecine de Paris,
le 27 août 1915, et il a quitté l'Hôpital 66, le 25 septembre 1915, en parfait état local et général ; en mai
1916 il était à son dépôt, à Cherbourg, toujours très
bien portant.

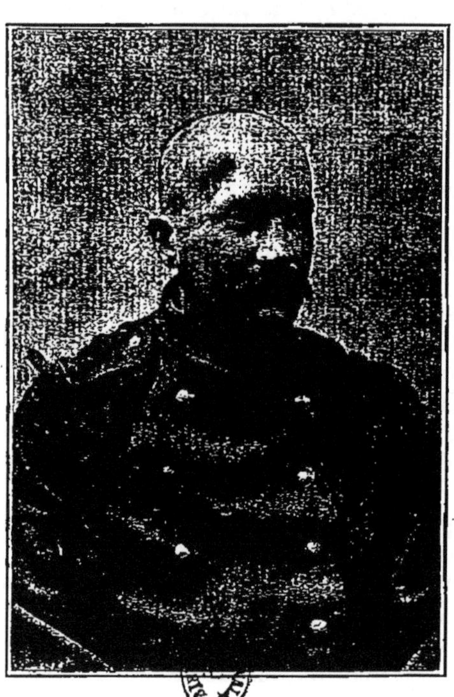

FIGURE 10.

B... Émile. Vaste perte de substance osseuse de la région
frontale droite mesurant environ 6 centimètres
de longueur sur 4 centimètres de largeur.
Photographie montrant la dépression au fond de laquelle
le cerveau bat au-dessous des téguments. (Obs. III).

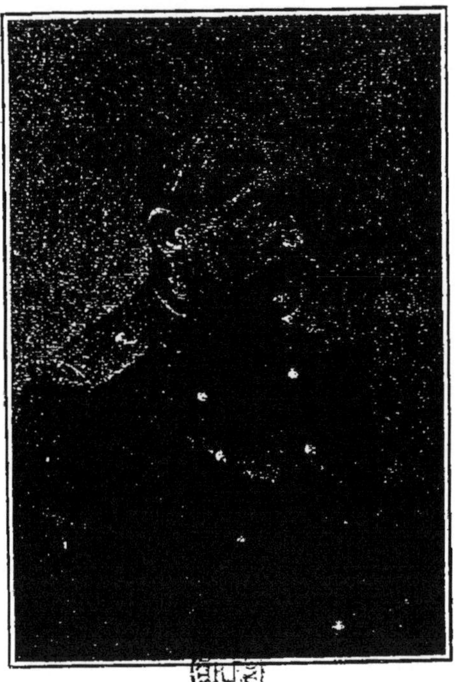

FIGURE 11.

B... Émile. Cranioplastie par glissement d'un lambeau
ostéo-cutané prélevé en arrière de la perte de substance.
Photographie prise quinze jours après l'intervention
réparatrice. (Obs. III).

Obs. IV. — Le B... Jean-Marie, âgé de 26 ans, soldat au ...ᵉ d'Infanterie. Blessé le 2 juin 1915 par un éclat d'obus dans la région pariétale gauche.

Trépané le 3 juin à Roclincourt (Pas-de-Calais). Extraction de deux corps étrangers enclavés. Lésion de la table externe, petite embarrure de la table interne. Pas de plaie dure-mérienne. On perçoit un léger hématome sous-dure-mérien, mais les battements sont conservés et la tension ne paraît pas exagérée. La dure-mère est respectée, les téguments suturés, après toilette des bords mâchés, et tamponnement. Ponction lombaire: hypertension, pas de sang.

Le 5 juin, température excellente, pouls un peu ralenti; localement plaie en parfait état.

Le 6 juin, état local et général excellent. Le blessé semble pouvoir être évacué à courte distance, étant donné l'intégrité de la dure-mère.

Evacué le 9 juin sur Paris, où il entre à l'Hôpital auxiliaire nº 66.

Après cicatrisation complète de la plaie (fig. 12) il persiste des battements très accentués sur une assez grande surface et la palpation permet d'évaluer les dimensions de la perte de substance osseuse à 5 centimètres environ en longueur et 3 centimètres en largeur.

Cranioplastie par glissement d'un lambeau ostéo-cutané, pratiquée par le Dʳ Cazin, le 22 juillet 1915, avec le concours le M. le Dʳ Magdelaine et de M. Bégenne-Lamotte.

En raison de l'étendue de la brèche cranienne, il est nécessaire de tailler en arrière, dans la région temporo-pariétale, un lambeau à base pré-auriculaire et à grand axe vertical, qui, après rétraction, ne mesure pas moins de 14 centimètres de longueur sur 6 centimètres 1/2 de largeur à sa partie moyenne, et 5 centimètres à la base du pédicule.

Comme les téguments qui recouvrent la brèche cranienne sont suffisamment épais et résistants, on excise seulement la partie antérieure et l'on conserve la partie postérieure dans le lambeau.

La lame osseuse détachée de la paroi cranienne au centre de la moitié supérieure du lambeau mesure environ 4 centimètres 1/2 en longueur et 2 centimètres 1/2 en largeur.

Un mois après l'opération (fig. 13), la consistance de la région occupée par le lambeau ostéo-cutané est uniformément résistante, et on ne sent aucune différence, à la palpation, entre elle et les parties voisines.

Sorti de l'Hôpital 66 le 25 septembre, après avoir été présenté à la Société de Médecine de Paris le 27 août 1915. Le B... a bénéficié d'un congé de convalescence jusqu'au 11 mai 1916 et a rejoint ensuite son dépôt, en parfait état de santé.

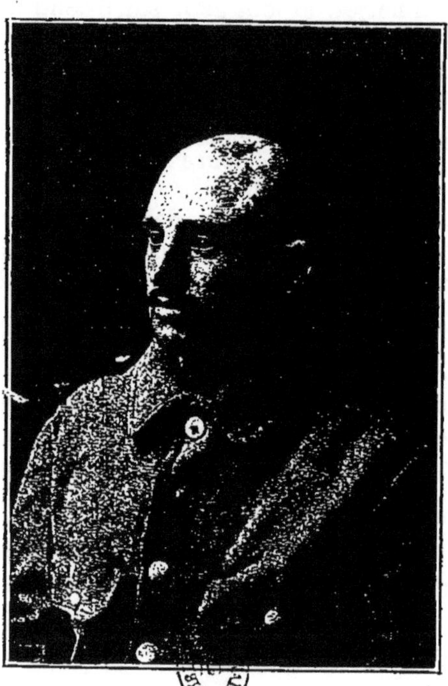

FIGURE 12.

Le B... Vaste brèche cranienne de la région pariétale.
Photographie montrant la cicatrice déprimée que
soulèvent les battements du cerveau. (Obs. IV).

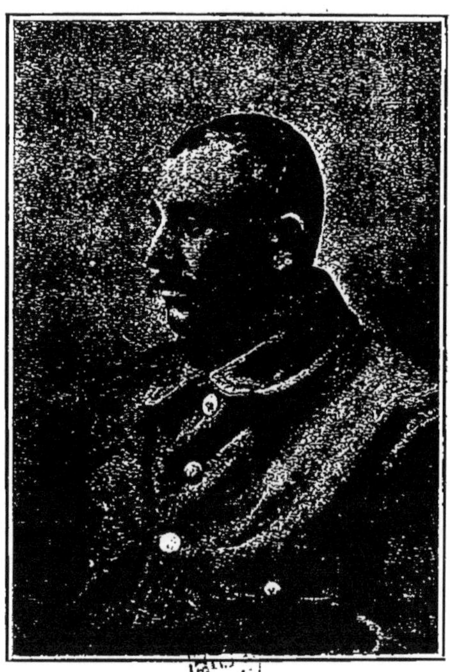

FIGURE 13.

Le B... Cranioplastie par glissement d'un lambeau
ostéo-cutané taillé en arrière de la perte de substance.
Photographie prise un mois après l'opération (Obs. IV).

Obs. V. — L... Albert, âgé de 20 ans, soldat au ...ᵉ d'Infanterie. Blessé le 5 juin 1915 au « Labyrinthe », par un éclat d'obus, dans la partie supérieure de la région frontale, du côté droit. Trépané le lendemain à Aubigny-au-Bac. Evacué sur Paris, il entre le 3 juillet à l'Hôpital auxiliaire nᵘ 66.

La plaie cranienne est encore largement béante et suppure abondamment, les battements du cerveau étant perceptibles au fond de la plaie sur une large surface. Matin et soir elle est baignée pendant une heure environ, par réplétion, avec une solution de nitrate d'argent à 1 pour 200.000, suivant la méthode de Danysz. Sous l'influence de ce traitement, la suppuration diminue rapidement et la plaie se comble progressivement. Vers la fin de juillet la cicatrisation est complète, mais les battements persistent sur une large surface. Six semaines plus tard la perte de substance osseuse n'a guère diminué, et on peut évaluer sa largeur à 5 ou 6 centimètres sur 3 cent. 1/2 dans le sens antéro-postérieur (fig. 14).

Cranioplastie par glissement d'un lambeau ostéo-cutané, pratiquée par le Dʳ Cazin, le 21 septembre 1915, avec le concours de M. le Dʳ Magdelaine, Médecin-Chef de l'Hôpital 66. On taille, en arrière de la brèche cranienne, un lambeau cutané à pédicule correspondant à la région sus-auriculaire droite et l'on détache de la voûte cranienne, adhérant à la face profonde de ce lambeau, une lame osseuse à grand axe antéro-postérieur de 3 cent. 1/2, sur une largeur de 2 centimètres ; lorsqu'on fait pivoter le lambeau, de façon à ce qu'il vienne recouvrir la perte de substance cranienne mise à nu par l'ablation de la cicatrice tégumentaire inutilisable, le grand axe de la lame osseuse vient se superposer assez exactement à celui de la brèche osseuse, mais il reste à

la partie antérieure de celle-ci une surface d'environ
1 cent. 1/2 de largeur qui n'est recouverte que par le
lambeau cutané. Celui-ci suturé aux bords de la plaie, et
le cuir chevelu rapproché du lambeau après décollement,
il reste donc encore une petite surface animée de battements, qui nécessitera peut-être une opération complémentaire, si, dans quelques semaines, la réparation osseuse n'est pas absolument complète.

Obs. VI. — L... Albert, âgé de 20 ans, soldat au
...ᵉ d'Infanterie, opéré à l'Hôpital 66 le 21 septembre
1915, pour une perte de substance osseuse de la région
frontale.

Les dimensions de la lame osseuse du lambeau ostéo-
cutané n'ayant pas été mesurées au compas, celte lame
n'était pas assez large pour recouvrir entièrement la brèche osseuse, et il est resté vers le bord antérieur de
celle-ci une petite surface où les battements du cerveau
sont encore perceptibles.

Une ostéoplastie complémentaire est pratiquée le
21 janvier 1916 par le Dʳ Cazin, assisté du Dʳ Magdelaine, Médecin-Chef de l'Hôpital.

Le bord antérieur du lambeau cutané est décollé et
rabattu pour découvrir la petite zone animée de battements. Celle-ci est alors obturée par glissement d'un
lambeau ostéo-périostique taillé par dédoublement de la
paroi cranienne, suivant la technique décrite plus haut
(voir fig. 5, 6 et 7).

Résultat définitif excellent.

La radiographie (fig. 15) prise à l'Ecole polytechnique
par M. Domon, en juin 1916, lors d'un passage de L...
à Paris, montre que la réparation osseuse est absolument parfaite.

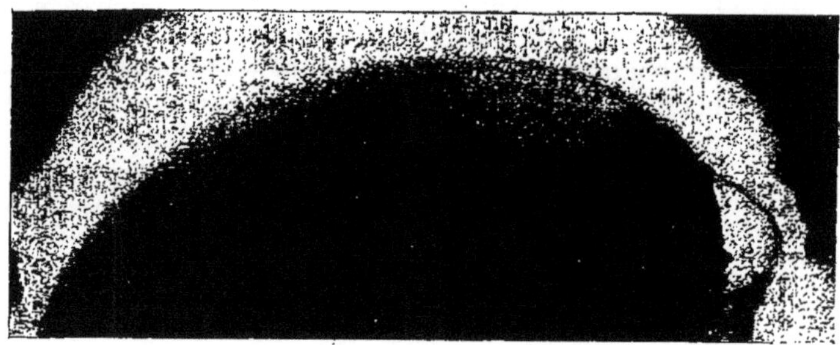

L... Albert. Perte de substance osseuse de la région
frontale, de 5 à 6 centimètres de longueur sur
3 cent. 1/2 de largeur. (Obs. V).

L... Albert. Radiographie prise neuf mois après la
cranioplastie par glissement d'un lambeau
ostéo-cutané. (Obs. V).

Obs. VII. — J... Louis, âgé de 21 ans, soldat au
...ᵉ d'Infanterie. Blessé le 25 septembre 1915, à Massi-
ges, par un éclat d'obus, dans la région fronto-pariétale
du côté gauche.

Trépané le 26 septembre à Sainte-Menehould, il est
évacué successivement à Vitry-le-François, à l'Ambulance américaine de Paris et à Puteaux, d'où il est enfin
dirigé sur l'Hôpital Messimy, où il entre le 6 janvier
1916 dans le service du Dʳ Péraire, avec une hernie cérébrale animée de battements et faisant au-dessous d'une
cicatrice cutanée extrêmement mince une saillie de deux
centimètres environ, sur une longueur de six centimètres
et une largeur de 3 centimètres et demi (fig. 16).

M. Péraire veut bien me confier son malade, et, le
27 janvier 1916, je pratique avec son assistance, après
avoir réséqué les téguments cicatriciels qui recouvrent
la hernie cérébrale, une cranioplastie par glissement à
l'aide d'un grand lambeau ostéo-cutané prélevé en de-
dans et en arrière de la brèche osseuse, avec un large
pédicule correspondant à la partie postérieure de la région sus-auriculaire.

La hernie cérébrale est parfaitement réduite après
suture des bords du lambeau aux téguments périphériques, et cette réduction, maintenue par un pansement
fortement compressif, ne paraît déterminer, les jours
suivants, aucun phénomène de compression.

Réunion par première intention, comme dans toutes
les observations qui précèdent et qui suivent celle-ci.

Le résultat esthétique est excellent (fig. 17), mais il
persiste quelques battements dans la région correspondant à la partie inférieure de la base du lambeau. La

base de la lame osseuse s'était fracturée en deçà de la
limite prévue, laissant ainsi une lacune dans la réparation de la perte de substance osseuse.

Obs. VIII. — P... Louis, 31 ans, soldat à la ...me Com-
pagnie du régiment d'Infanterie coloniale du Maroc,
blessé, le 25 septembre 1915, par un éclat d'obus dans
la région occipitale, du côté droit.

Trépané dans une ambulance du front, il entre le 4 octobre 1915 à l'Hôpital 66, avec une large plaie en pleine
suppuration, qu'on traite par des pulvérisations à l'eau
oxygénée, puis par des irrigations et pansements au nitrate d'argent à 1 pour 200.000.

Sous l'influence de ce traitement la cicatrisation du
cuir chevelu se fait rapidement, mais la réparation osseuse est incomplète et il reste une vaste brèche au
niveau de laquelle la cicatrice cutanée est soulevée par
les battements du cerveau.

Cranioplastie par glissement d'un lambeau ostéo-cutané, pratiquée, le 21 mars 1916, par le Dr Cazin, assisté
du Dr Magdelaine, Médecin-Chef de l'Hôpital.

Réunion par première intention. Le 8 mai on constate encore quelques battements en un point très limité,
comblé ultérieurement à l'aide d'un petit lambeau ostéo-
périostique. Résultat définitif excellent.

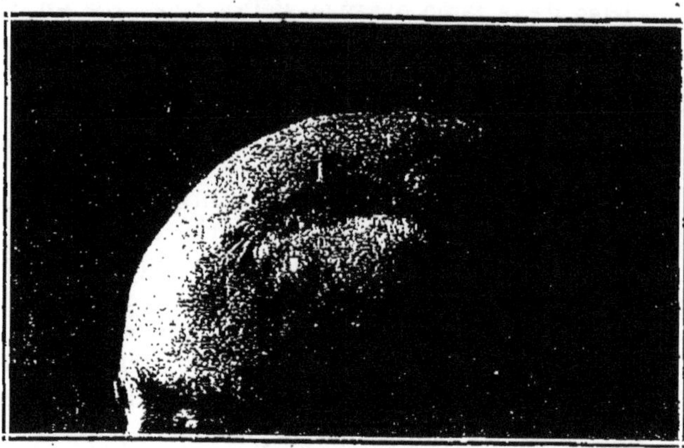

FIGURE 16.
J... 21 ans, soldat au ..ᵉ d'Infanterie, trépané à Sainte-Menehould le 26 septembre 1915 ; entré à l'Hôpital V. G. 3
le 6 janvier 1916, avec une hernie cérébrale. (Obs. VII).

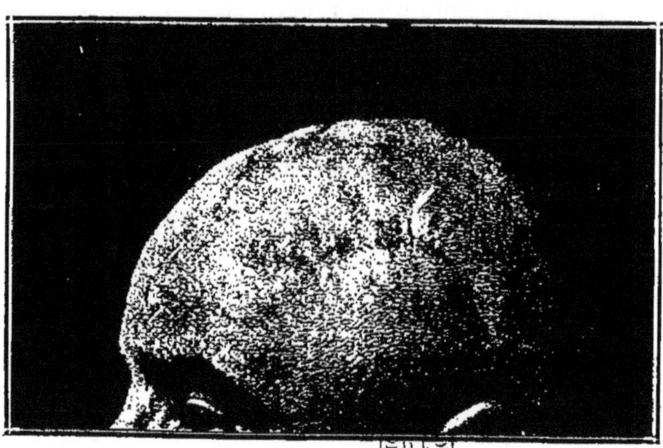

FIGURE 17.
Le même après la cranioplastie pratiquée
le 27 janvier 1916. (Obs. VII).

Obs. IX. — N... Charles François, âgé de 20 ans, soldat au ...ᵉ d'Infanterie. Blessé le 25 septembre 1915 à Beauséjour, par un éclat d'obus, dans la région frontale inférieure, à gauche de la ligne médiane, il a été trépané presque immédiatement dans une Ambulance du front, puis évacué sur Vitry-le-François. De là il vient à Paris et entre à l'Hôpital Messimy, dans le service du Dʳ Cazin, le 1ᵉʳ novembre 1915.

A ce moment il existe au niveau de la plaie béante et suppurante une hernie cérébrale, qui s'affaisse progressivement sous l'influence des irrigations et des pansements au nitrate d'argent à 1 pour 200.000, suivant la méthode de Danysz.

Lorsque la cicatrisation cutanée est terminée, vers la fin de février 1916, la hernie cérébrale est complètement réduite, mais il persiste dans le frontal une perte de substance au niveau de laquelle les battements du cerveau sont perceptibles dans une étendue qui mesure environ 4 centimètres 1/2 de longueur sur 3 centimètres de largeur (fig. 18).

Le 20 mars 1916, cranioplastie par glissement d'un lambeau ostéo-cutané prélevé immédiatement au-dessus de la brèche osseuse, avec un large pédicule correspondant à la partie antérieure de la région sus-auriculaire. L'opération est pratiquée par le Dʳ Cazin, avec le concours du Professeur Roule, du Museum d'Histoire Naturelle, et de M. Kœchlin, interne du service.

Réunion par première intention. Le soldat N... a été présenté à la Société des Chirurgiens de Paris le 5 mai 1916 et à la Société de Médecine de Paris le 16 juin 1916. Résultat excellent (fig. 19).

Obs. X. — J... Louis, soldat au ...ᵉ d'Infanterie, blessé le 25 septembre 1915, par un éclat d'obus, dans la région fronto-pariétale du côté gauche, entre le 6 janvier 1916 dans le service du Dʳ Péraire (voir Obs. VII).

En raison de la persistance de quelques battements au niveau d'une zone étroite siégeant à la partie inférieure de la base du lambeau, une ostéoplastie complémentaire est pratiquée le 26 mai 1916 par le Dʳ Cazin, assisté du Dʳ Péraire.

Le lambeau cutané ancien étant en partie décollé et rabattu de façon à mettre à découvert la zone animée de battements, celle-ci est solidement obturée par glissement d'un lambeau ostéo-périostique taillé par dédoublement de la paroi cranienne, suivant la technique décrite plus haut (fig. 5, 6 et 7).

Réunion par première intention.

Le résultat définitif est excellent, il n'y a plus trace de battements et la réparation de la brèche osseuse est d'une solidité absolue.

Le soldat J... a été présenté à la Société de Médecine de Paris le 16 juin 1916.

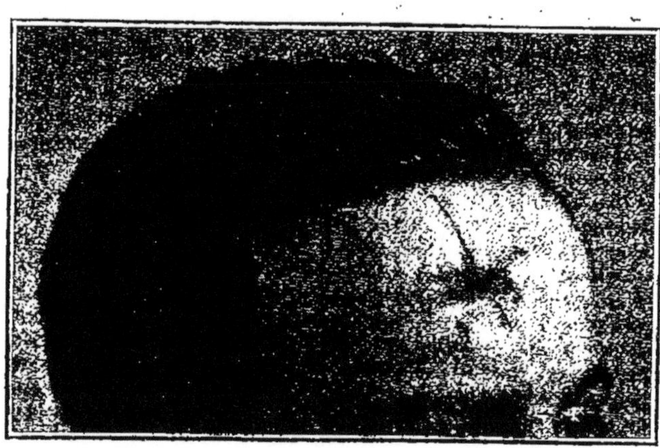

FIGURE 18.

N..., trépané dans une Ambulance du front, le 26 septembre
1915, entré à l'Hôpital V. G. 3 le 1er novembre, avec une
hernie cérébrale. (OBS. IX).

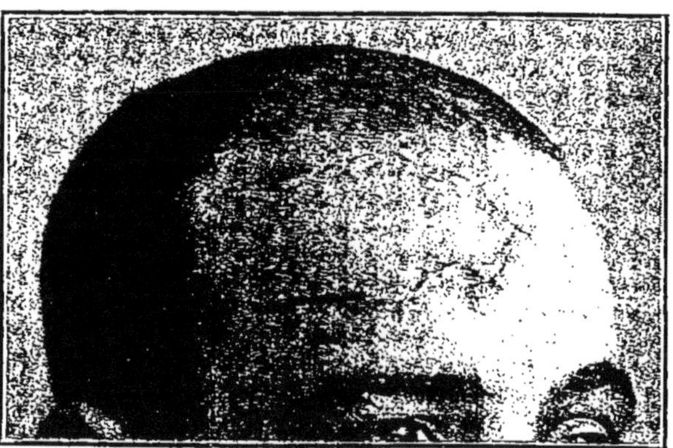

FIGURE 19.

Le même, après la cranioplastie par glissement
pratiquée le 20 mars 1916 (OBS. IX).

Obs. XI. — P... Louis, soldat d'Infanterie coloniale, blessé le 25 septembre 1915 par un éclat d'obus dans la région occipitale du côté droit.

Trépané dans une ambulance du front, il entre le 4 octobre 1915 à l'Hôpital 66 (Voir obs. VIII).

La persistance de quelques battements en un point très limité nécessite une ostéoplastie complémentaire, pratiquée le 25 mai 1916 par le Dr Cazin, assisté du Dr Magdelaine, Médecin-Chef de l'Hôpital.

Le lambeau cutané ancien est rabattu dans l'étendue correspondant au siège des battements, de façon à mettre à nu la petite brèche osseuse qui mesure environ 1 centimètre 1/2 de longueur sur 7 à 8 millimètres de largeur. Un lambeau ostéo-périostique est taillé au voisinage immédiat de cette brèche, suivant la technique exposée plus haut (fig. 5 et 6) et fixé, après glissement, à l'aide de quelques points de tendon de renne fin (fig. 7). Réunion par première intention, comme dans toutes les observations précédentes.

Le soldat P... est présenté à la Société de Médecine de Paris le 16 juin 1916. Il n'y a plus trace de battements et la réparation est absolument parfaite.

MAYENNE, IMPRIMERIE CHARLES COLIN